DE LA

BALNÉOTHÉRAPIE

ET EN PARTICULIER DES

BAINS RÉSINEUX OU BAINS FRANÇAIS

AU POINT DE VUE

De l'hygiène thérapeutique, de l'assistance et de la charité publiques

PAR

LE Dr MAXIMILIEN L'ALLOUR

Docteur en médecine et en chirurgie de la Faculté de Paris,
Ex-chirurgien-major de la marine nationale,
Fondateur du service balnéothérapique et thermo-résineux du département de la Seine.

« Les moyens dits auxiliaires ou adjuvants, tels « que l'hydrothérapie, les bains résineux, la « gymnastique, etc. sont souvent essentiels à la « thérapeutique. »

A. DECHAMBRE.

PARIS
LIBRAIRIE J.-B. BAILLIÈRE ET FILS
19, rue Hautefeuille, près du boulevard St-Germain

1876

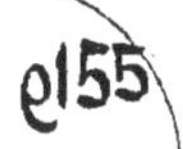

DE LA

BALNÉOTHÉRAPIE

ET EN PARTICULIER DES

BAINS RÉSINEUX OU BAINS FRANÇAIS

AU POINT DE VUE

De l'hygiène thérapeutique, de l'assistance et de la charité publiques

PAR

LE Dr MAXIMILIEN L'ALLOUR
Docteur en médecine et en chirurgie de la Faculté de Paris,
Ex-chirurgien-major de la marine nationale,
Fondateur du service balnéothérapique et thermo-résineux du département de la Seine.

« Les moyens dits auxiliaires ou adjuvants, tels
« que l'hydrothérapie, les bains résineux, la
« gymnastique, etc. sont souvent essentiels à la
« thérapeutique. »

A. DECHAMBRE.

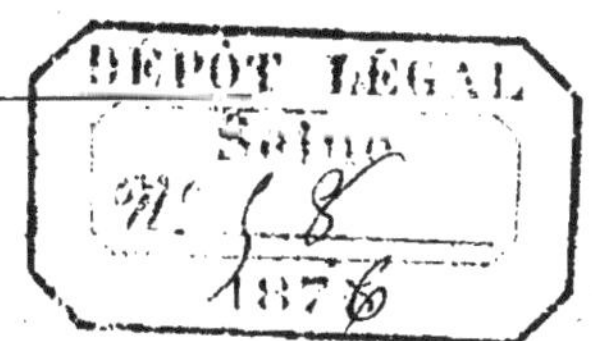

PARIS
LIBRAIRIE J.-B. BAILLIÈRE ET FILS
19, rue Hautefeuille, près du boulevard St-Germain

1876

A MON AMI

LE BARON EDMOND LE BAILLY DE TILLEGHEM

Ancien Échevin de la ville de Bruges.

DE LA

BALNÉOTHÉRAPIE

ET EN PARTICULIER DES

BAINS RÉSINEUX OU BAINS FRANÇAIS

AU POINT DE VUE

De l'hygiène thérapeutique, de l'assistance et de la charité publiques

---

INTRODUCTION

> « Les moyens dits auxiliaires ou adju-
> « vants, tels que l'hydrothérapie, les bains
> « résineux, la gymnastique, etc., sont sou
> « vent essentiels à la thérapeutique. »
>
> A. DECHAMBRE.

Lorsqu'on parcourt les différentes parties du globe, comme nous avons été appelé à le faire pendant les douze années de notre carrière dans la médecine navale, et qu'on étudie l'ethnologie, au point de vue de l'hygiène et de la santé publiques, la première chose qui frappe l'observateur, c'est le merveilleux parti que les peuplades, même les plus sauvages, savent tirer de l'hygiène thérapeutique, et la confiance illimitée qu'elles pro fessent pour la *nature médicatrice ;* observant ici, à leur insu, les meilleurs préceptes de la doctrine hippocratique.

La seconde, c'est le peu de diathèses, de maladies

constitutionnelles et dégénératrices, que l'on remarque chez la plupart des peuples, dans les mœurs et coutumes desquels, les soins du corps, combinés aux exercices musculaires, et au régime sobre, se trouvent scrupuleusement observés.

La troisième, au contraire, c'est ce flot toujours montant d'affections héréditaires et transmissibles, telles que l'anémie, la chlorose, le scrofulisme, la tuberculose, le cancer, la goutte, le rhumatisme, la syphilis, l'aliénation mentale, etc., qui menace la santé générale, non-seulement de nos grands centres civilisés, mais encore de nos populations rurales!

L'étiologie, disons-le tout de suite, reconnaît bien, ici, la misère, les excès de tout genre, l'alimentation insuffisante; de même que le défaut d'éducation, les impressions morales dépressives, ainsi que le manque de croyances fortes et élevées, etc.

Mais, parmi les causes non moins prédisposantes qu'occasionnelles, faut-il compter aussi l'oubli si général, au sein des classes laborieuses et nécessiteuses, des soins de propreté, *cette chasteté du corps*, comme on l'a si justement appelée; la terreur de l'eau froide et des pratiques si salutaires de l'hydrothérapie commune ou rationnelle, à l'eau douce ou à l'eau de mer; la négligence ou le prix trop élevé des bains chauds ordinaires; enfin le manque absolu, pour le plus grand nombre, de bains d'étuves humides ou sèches, ou mieux résineuses, dont l'usage se combine si avantageusement aux immersions froides et à la gymnastique médicale.

Toutes causes qui viennent à chaque instant paralyser, dans notre pays, le développement de l'hygiène et de la santé publiques, et partant les progrès du bien-être.

Aussi, nous sommes-nous demandé s'il n'y avait pas

là quelques enseignements théoriques à relever, quelques applications utiles à rechercher, tant au point de vue de l'*hygiène*, de l'*assistance* et de la *charité publiques*, qu'à celui du traitement préventif, palliatif et même curatif de nos affections aiguës et surtout chroniques ?

Et si la médecine de nos jours, s'appuyant enfin, d'un côté sur les médicaments, et de l'autre sur ces moyens, dits *auxiliaires* ou *adjuvants*, tels que l'*hydrothérapie*, les *bains résineux*, la *gymnastique*, l'*électricité* et l'*atmiatrie pulmonaire*, n'arriverait pas à sceller, pour toujours, l'union si désirable de l'hygiène et de la thérapeutique, sur le terrain si fécond de la balnéothérapie ?

C'est à ces questions que nous nous proposons de répondre dans cette notice (extraite d'un travail beaucoup plus étendu, en préparation), dans laquelle, après quelques considérations sur l'art du bain en général, et avoir défini ce que l'on doit entendre par bain rationnel et intégral, et par balnéothérapie en général, nous nous attacherons surtout à bien faire connaître le bain *résineux* combiné à l'hydrothérapie et à la gymnastique, ou *bain français*, que nous croyons appelé, dans un avenir prochain, à un bien grand et bien légitime succès.

En effet, le *bain français*, comprenant dans ses applications, les principaux modificateurs balnéothérapiques modernes, ainsi que nous allons le démontrer tout à l'heure, répond non-seulement à de très-nombreuses indications hygiéniques ou préventives, palliatives et curatives ; mais il fixe de plus le *criterium* de certaines guérisons, considérées jusqu'ici comme *impossibles* dans notre monde thermal !

DE L'ART DU BAIN EN FRANCE

CE QU'IL EST, ET CE QU'IL DOIT ÊTRE.

S'il existe aujourd'hui en France une branche des sciences médicales, qui soit appelée à bénéficier aussi largement de l'héritage du passé que des progrès des recherches contemporaines, c'est à coup sûr l'art du bain, ou *balnéothérapie*, pris dans son acception la plus vaste, la plus physiologique, la plus rationnelle.

Nulle autre médication ne saurait en effet disposer de modificateurs fonctionnels plus puissants ni plus variés; nulle ne peut offrir d'applications plus simples, plus pratiques, moins coûteuses, et cependant plus efficaces; tant au point de vue hygiénique et préventif, qu'à celui de la cure palliative ou radicale de nos affections aiguës et surtout chroniques.

Mais le bain tel que nous l'entendons ici, tel que nous l'appliquons nous-même depuis plus de quinze ans; et tel que nous le voyons administrer dans les meilleurs établissements balnéothérapiques de l'Europe, ne consiste pas seulement, comme le disent nos dictionnaires de médecine : *dans la simple immersion du corps, ou d'une partie du corps dans un liquide* » (sic), car tel serait tout au plus ce soin vulgaire de propreté, ce lavage instinctif que l'homme a dû mettre de tout temps en pratique.

Le bain, non-seulement hygiénique ou préventif, mais pouvant devenir encore palliatif et même curatif de beaucoup de nos maladies des plus rebelles, est une opération uu peu plus complexe qu'on ne le pense généralement ; et si rien n'est plus commun que le nom, rien n'est assurément moins commun, ni surtout moins bien appliqué que la chose.

Aussi n'est-ce pas sans un certain étonnement qu'on arrive à se persuader : que loin d'avoir été rigoureusement formulée jusqu'ici, cette branche des sciences médicales est à peine comprise du plus grand nombre, et même de beaucoup de médecins.

Et cependant poser aujourd'hui la *question du bain* paraît au premier abord une témérité.

L'homme n'a-t-il pas, en effet, éprouvé de tout temps, comme nous le disions à l'instant, le besoin instinctif de se plonger parfois dans l'eau des fleuves ou de l'océan, dont l'immersion procure un bien-être si naturel ? Dans toutes les régions du globe qu'il nous a été donné de visiter, au cours de nos voyages de circumnavigation, n'avons-nous pas nous-même retrouvé partout cet usage ; depuis les Kanaks des îles Marquises et les cannibales de la Mélanaisie et de l'Australie, jusqu'aux fellahs du Nil et aux plus pauvres mougichs de la Sibérie hyperboréenne.

D'un autre côté, lorsque nous jetons un coup d'œil sur l'histoire, ne remarquons-nous pas que le bain était en grande faveur dans l'antiquité grecque, comme dans l'antiquité latine ? Et l'architecture ne nous enseigne-t-elle pas que c'est sous le règne des empereurs romains que l'art du bain avait atteint, dans la *ville éternelle* son dernier période de luxe, de richesse et de splendeur ?

Mais si dès la plus haute antiquité, nous voyons fleurir l'usage des bains naturels et artificiels, et en particulier ceux d'étuves sèches ou humides ; si depuis cette époque cet usage s'est encore perpétué chez différents peuples, tels que les Russes, les Slaves, les Finlandais, par exemple, qui ont adopté la coutume des bains d'étuve humide, combinés à l'eau froide ou aux immersions dans la neige ; ou tels que les Turcs, les Egyptiens et les Arabes, qui ont conservé dans leurs mœurs, l'étuve sèche, combinée aux massages et aux ablutions tièdes aromatiques ; il n'en est pas moins vrai que le bain d'étuve sèche, qui est appelé à jouer un rôle si important dans la balnéothérapie, est tombé complètement en désuétude, à partir du XVe siècle, tant en France que dans l'Europe centrale, et que le *bain* vraiment *rationnel* et *intégral* n'a pas encore été, jusqu'ici, formulé dans la science !

Il est juste d'ajouter que c'est depuis très-peu d'années que l'on commence à apprécier, dans notre pays, la valeur exacte, scientifique des influences hygiéniques et curatives si nombreuses qu'exercent sur l'organisme ces puissants modificateurs balnéothérapiques. Et il a fallu qu'un paysan de *Graëffemberg,* dans la Silésie autrichienne, vers l'année 1840, vînt étonner l'Europe et le monde entier, par les cures vraiment surprenantes de l'hydrothérapie, pour que la question du bain hygiénique prophylactique et curatif fût mise à l'ordre du jour de la science, et partant de notre monde thermal.

Mais si l'art de guérir par le bain offre une importance et un intérêt qui ne sauraient plus échapper à la sagacité de médecins spécialistes, il n'en est pas moins vrai que cette étude est à peine ébauchée, malgré de nombreux travaux et d'excellentes recherches, et que le nombre des établissements français où la médication balnéothérapique complète soit administrée et surveillée scientifiquement, est encore infiniment restreint, et par conséquent n'a pu encore faire partie du domaine de l'assistance et de la charité publiques.

Rien d'ailleurs n'est plus facile à comprendre que cette assertion, lorsqu'on reconnaît que l'art du bain porte sur un sujet des plus complexes, environné de circonstances très-difficiles à bien saisir et de plus très-variables, qu'il exige beaucoup de temps, de patience, de laborieuses investigations, que son application régulière est très-assujettissante pour l'homme de l'art, et qu'enfin il nécessite des connaissances physiques, physiologiques et cliniques les plus étendues et les plus précises de la part de ceux qui le manient.

Ce sont ces assertions que nous nous proposons de confirmer dans les deux chapitres suivants, où après avoir défini le *bain rationnel et intégral* et ce que l'on doit entendre par *temps du bain*, nous montrerons : qu'ainsi compris, le *bain rationnel* proprement dit, doit servir de guide et de règle au baigneur, comme au médecin, dans l'emploi et l'usage de toutes les variétés de bains que comporte la balnéothérapie.

DU BAIN RATIONNEL ET INTÉGRAL

Contrairement aux auteurs qui font uniquement consister le bain « *dans l'immersion du corps ou d'une partie du corps dans un liquide* » (sic), nous proposons de définir le bain « *une pratique médicale, hygiénique, palliative ou curative*, suivant les indications, composée généralement de *trois temps ou opérations* : savoir, 1° l'*action ou sudation ;* 2° l'*immersion ;* 3° la *réaction*, dont voici le tableau synoptique.

TEMPS DU BAIN RATIONNEL ET INTÉGRAL

1er temps, action ou sudation, *comprend :*

1° La chaleur modérée du corps obtenue à l'aide d'une promenade, d'un exercice musculaire quelconque, de 15 minutes de durée moyenne;

2° La moiteur, provoquée par un exercice plus énergique, ou un séjour un peu plus prolongé dans des couvertures de laine (maillot sec) ;

3° La sueur liquide, obtenue le plus souvent dans les étuves de vapeur, ou dans des étuves sèches, ordinaires ou résineuses, ou dans les maillots humides de Priessnitz.

2e temps, immersion, *comprend :*

1° Les lotions ou ablutions ordinaires froides, chaudes ou hydro-mélangées ;

2° Les douches froides, tempérées ou chaudes, simples ou minéralisées, générales ou locales, ascendantes, rectales, vaginales, percutantes, périnéales, etc., les douches de vapeur, etc.

3° Les immersions générales ou partielles, dans des baignoires ou piscines simples ou minéralisées, tièdes ou froides. Bains de pieds et bains de siége tièdes ou froids, à eau courante ou à eau dormante.

3e temps, réaction, *comprend :*

1° L'assèchement rapide et complet de tout le corps à l'aide de draps ou serviettes.

2° Frictions sèches variées ou massages.

3° Exercice musculaire réglé ; marche ou exercices gymnastiques (méthodes suédoise, française ou allemande).

Nota. — La réaction se fait aussi dans le maillot sec, ou dans des salles chauffées spécialement pour les baigneurs infirmes.

(*Classification du Dr* Maximilien l'ALLOUR.)

1° L'*action* ou *préparation* au bain est le temps pendant lequel l'économie se charge en quelque sorte de calorique en excès, depuis la chaleur dite *modérée,* ou une certaine moiteur, que l'on obtient communément par une courte promenade au pas accéléré, ou par un exercice quelconque de gymnastique de 15 minutes à peu près de durée moyenne, jusqu'à la sueur ruisselante, que l'on provoque par des enveloppements, appelés maillots secs ou humides, ou mieux par un séjour de 30 minutes de durée moyenne dans des étuves russes ou dans des étuves françaises, c'est-à-dire résineuses.

De ces derniers moyens de provoquer la sueur ruisselante, nous préférons de beaucoup l'étuve française ou résineuse, parce qu'elle permet, grâce aux derniers perfectionnements que nous y avons introduits en 1867, de provoquer instantanément la sueur profuse à la température moyenne du sang, 37° centigrades, sans jamais dépasser la température maximum de 45° centigrades.

Il est utile de faire remarquer ici que ces errements du bain rationnel viennent heurter de front le préjugé universellement répandu dans le monde, à savoir que : il y a danger à se baigner dans l'eau froide, le corps étant en moiteur ou en sueur, ne serait-ce qu'une minute ou deux; alors que c'est le contraire qui est démontré chaque jour par les cures hydrothérapiques et celles des bains russes, des bains turcs comme des bains français, les immersions froides, précédées de sudations ne durant que de 30 secondes à 1 minute.

2° Le *second temps* ou *immersion* consiste tantôt dans des immersions prolongées dans des baignoires ou piscines d'eau tiède ou chaude, simple ou minéralisée (eaux thermales, bains chauds ordinaires), tantôt dans des immersions froides dans l'eau des fleuves ou de l'océan : tantôt enfin dans les piscines ou sous des douches d'eau froide à 8° centigrades, comme dans les établissements hydrothérapiques.

Règle générale : les immersions froides ne durent en moyenne que de 30 secondes à une minute ou deux au plus, à moins que l'on ne veuille se livrer aux exercices de la natation. Quant aux bains froids partiels, bains de pieds, bains de siége froids, à l'eau courante ou à l'eau dormante, l'immersion ne doit durer non plus que de 2 à 5 minutes en moyenne.

3° La *réaction*, ou *troisième temps du bain*, non moins important que les deux autres, et duquel dépend souvent la réussite d'une cure balnéaire, se décompose comme suit :

Au sortir de l'immersion quelle qu'elle soit, le baigneur est d'abord asséché promptement et très-soigneusement, des pieds à la tête, avec un premier drap, qui absorbe toute l'humidité de la surface du corps ; puis avec un second drap, on frictionne la peau sans craindre l'adhérence du linge contre l'épiderme. Après quoi l'on s'habille très-promptement pour se livrer immédiatement à un exercice gymnastique quelconque, ou à une promenade dite de réaction, de 30 minutes de durée moyenne, dont 20 minutes au pas accéléré et 10 minutes au pas ralenti, afin de bien répartir et bien équilibrer le retour de la chaleur dans toute l'économie, et particulièrement à la périphérie du corps.

Quant aux personnes qui sont infirmes ou trop faibles pour se livrer à la promenade ou aux exercices de réaction pendant une demi-heure, elles se trouvent très-bien d'un enveloppement d'une demi-heure dans des couvertures de laine, ou des draps algériens; ou d'un séjour dans des salles spéciales chauffées de 19° à 21° centigrades, pendant le même temps.

Ainsi qu'on peut s'en convaincre, la réaction ne consiste pas seulement dans cet acte physiologique, qui consiste à éprouver le simple retour de la chaleur après une impression de froid ; la vraie réaction est un acte physiologique plus important, caractérisé par une sensation de bien-être, répandue dans toute l'économie, que le baigneur ressent mieux qu'il ne saurait le traduire ; sensation tout à fait agréable et reconstituante, qui donne le coup de remontement par excellence;

mais qui ne s'obtient, complètement, qu'après un exercice, une promenade ou un enveloppement, de 30 minutes de durée moyenne. La réaction étant bien faite, le baigneur peut vaquer à ses occupations ordinaires, se reposer ou prendre ses repas, le bain étant terminé.

Tel est, suivant nous, le Bain proprement dit, que nous proposons d'appeler Rationnel ou Intégral, parce-qu'il permet à cette partie de l'art de guérir, de n'être plus une pratique vulgaire ou empirique ; mais bien une *pratique médicale hygiénique* et *préventive,* et même *curative,* suivant les indications ; et parce qu'il résume, aussi, les plus puissantes médications renfermées dans la balnéothérapie ; savoir : 1° la *médication sudorifique ;* 2° la *médication hydrothérapique ;* 3° la *médication gymnastique* ou *cinesi thérapique ;* et 4° la *médication atmiatrique,* ainsi que nous allons le voir par l'exposé suivant :

DE LA BALNÉOTHÉRAPIE

EN GÉNÉRAL

La *Balnéothérapie* (de βαλανεῖον, bain, et θεραπευειν, guérir) est, comme son nom l'indique, l'art de guérir par le bain. Cet art renferme donc toutes les variétés de bains connues jusqu'ici; aussi, pour mieux faire comprendre ce mot, encore nouveau dans la science, ajouterons-nous que par la Balnéothérapie l'on doit comprendre cette branche des sciences médicales qui, à l'aide de modificateurs fonctionnels, tels que le *calorique*, le *froid*, les *immersions froides* ou *chaudes*, *simples* ou *minéralisées*, les *inhalations médicamenteuses variées*, le *mouvement musculaire* et l'*électricité*, entretient et conserve les fonctions de la vie, prévient les troubles et les imminences morbides, et ramène l'économie malade à son type plus ou moins normal.

Le tableau synoptique suivant résumera d'ailleurs aussi fidèlement que possible le vaste cadre que comporte aujourd'hui cette branche si importante de l'art de guérir.

TABLEAU SYNOPTIQUE DE LA BALNÉOTHÉRAPIE

1° Thermothérapie.

ETUVES SÈCHES. — Bains romains, turcs, égyptiens maures ou arabes, irlandais, etc.

ÉTUVES DE VAPEUR. — Bains russes ; bains slaves ; bains finlandais.

ETUVES SÈCHES RÉSINEUSES. — Bains résineux-térébenthinés ou *bains français*. Etuve résineuse mobiles (1).

Bains de sable chaud (Arénation) ; B. de boues minérales ; de marc de raisin ; de tripes, de sang, de fumier chaud.

Sudations dans les maillots secs ou humides (Priessnitz), ou avec la lampe à alcool, etc., ou dans des peaux de bêtes nouvellement tuées ; tels que moutons, lapins, etc.

2° Hydrothérapie.

HYDROTHÉRAPIE COMMUNE. — Bains de mer, de rivière ; bains chauds ; lotions, ablutions.

HYDROTHÉRAPIE EMPIRIQUE OU SILÉSIENNE, découverte par Priessnitz, vers 1830.

HYDROTHÉRAPIE RATIONNELLE et SCIENTIFIQUE, formulée par L. Fleury, Paris, 1846.

HYDROTHÉRAPIE MINÉRALE comprenant les eaux minérales naturelles et artificielles (eaux sulfurées, chlorurées, bicarbonatées, sulfatées, ferrugineuses, iodo-bromurées, etc.), bains d'eaux amères, chlorurées-sodiques, bromo-iodurées, etc.

3° Gymno-thérapie ou cinési-thérapie.

GYMNASTIQUE FRANÇAISE, ou de MM. Pichery, Triat, Burlot, Paz, H. Laisné, etc.

(1) Etuve résineuse mobile (L'Allour, d'Hamelincourt, 1867)

GYMNASTIQUE SUÉDOISE ou de LING, Zimmermann, etc. (physiologique et médicale).

GYMNASTIQUE ALLEMANDE ou de SCHREBER (dite gymnastique de chambre).

Tous les mouvements musculaires réguliers, tels que promenades, exercices et jeux variés ; escrime, fusil, bâton ; paume ; boules; quilles ballon; croquet; criket; patinage; patinage d'été sur le rink ciment; équitation, vélocipède; canotage; cordes, échelles, etc., ainsi que toutes les variétés de massages : frictions sèches; de palétation, etc. Enfin toutes les pratiques de l'entraînement et de la boxe (système Benthing, modifié par Bouchardat.)

4° Aéro-thérapie ou atmiatrie pulmonaire.

BAINS D'AIR COMPRIMÉ (Pravaz). — Bains d'air raréfié (Jourdanet) ; air des montagnes.

INHALATIONS OU ODORATIONS des forêts de pins, sapins, mélèzes; inhalations d'air marin.

INHALATIONS DE VAPEURS ou de GAZ MÉDICAMENTEUX; tels que oxygène, acide carbonique, chlore, chloroforme; éther; iode; goudron; acide phénique; émanations d'étables, d'usines à gaz; fumigations de vapeurs acqueuses simples (vaporium), ou résineuses (vaporium résineux) du docteur L'Allour; pulvérisations d'eaux minérales ou médicamenteuses (pulvérisateur du docteur Sales Girons); inhalations sèches résineuses (inhalateur du docteur Maximilien L'Allour (1869).

5° Electro-thérapie.

BAINS et DOUCHES ÉLECTRIQUES. — Electricité dynamique; courants constants ou interrompus.

BAINS HYDRO-ÉLECTRIQUES, généraux ou partiels, à l'eau douce ou à l'eau de mer.

(Classification du docteur Maximilien L'Allour).

Comme il est facile de s'en convaincre par ce tablean synoptique, la balnéothérapie contemporaine fait appel aux agents physiques les plus élémentaires, dans les traitements de nos maladies.

Toutefois les progrès récents de l'hygiène-thérapeutique ont permis de choisir ceux dont l'effet peut être plus nettement apprécié et plus exactement mesuré.

C'est ainsi qu'en faisant appel aux agents physiques, tels que le calorique, l'eau simple ou minéralisée, le roid, le mouvement musculaire, l'électricité, les inhalations de vapeurs ou de gaz médicamenteux, la balnéothérapie est arrivée à constituer, selon les procédés qu'elle met en œuvre, cinq grandes classes de médications si fécondes en indications hygiéniques, prophylactiques et curatives de la plus grande valeur; savoir : 1° la *thermo-thérapie*; 2° l'*hydro-thérapie*; 3° la *gymnothérapie* ou *cinési-thérapie*; 4° l'*aéro-thérapie* ou *atmiatrie pulmonaire*; et 5° l'*électro-thérapie*.

L'action exercée sur l'économie vivante, par ces modificateurs balnéothérapiques, est aussi des plus considérables.

En effet, cette action ne s'étend pas seulement à la surface exclusive de la peau ou tégument externe; mais encore, et par tous ses points, à la surface tégumentaire interne ou muqueuse; muqueuse des voies respiratoires, muqueuse des voies digestives et glandulaires, muqueuse des organes génito-urinaires, etc.

Et que l'on ne se persuade pas que l'action physique sur l'enveloppe cutanée se borne à la simple surface de la peau; car non contente de réveiller la circulation capillaire périphérique de cette immense surface, elle va surexciter encore les fonctions des nerfs vaso-moteurs, et déterminer une foule d'actions réflexes ou sympathiques sur des organes très-éloignés de la peau; tels que le cœur, le cerveau, l'utérus, le foie, la rate, l'estomac, les reins, la vessie, la prostate, etc.

Attaquant l'organisme par ses deux grandes surfaces, la peau et la muqueuse, si justement appelées les deux grandes colonnes de la vie, la balnéothérapie veille sans cesse à l'intégrité de nos fonctions de premier ordre, dont le moindre dérangement compromet à l'instant la santé la plus plantureuse.

Qu'on se rappelle un instant, pour mémoire, les désordres qui surviennent dans l'économie lorsque, par aventure, la peau vient à être recouverte un bon moment d'un enduit imperméable ! Ils sont de telle nature qu'au bout de quelques heures la mort devient fatale, par défaut de respiration cutanée.

De même, si par négligence des soins de soi-même et manque d'entretien des membranes muqueuses, la respiration pulmonaire vient à s'amoindrir ; tantôt c'est une accumulation de produits pathologiques, (mucus ou écume), que l'on voit survenir dans les bronches ; tantôt c'est la destruction partielle du poumon (tuberculose) ; d'autres fois c'est à une oblitération de l'artère pulmonaire, (embolie) que l'on a affaire ; enfin, ce peut être une accumulation d'acide carbonique dans les poumons, (dyspnée, asphyxie). Tous phénomènes plus ou moins graves, que la balnéothérapie tend à prévenir d'abord, puis à conjurer ; soit par les inhalations antiseptiques, antiputrides, antiparasitaires, autifermentescibles, comme celles des résines, ou galipots, du goudron, de l'huile de houille, par exemple ; soit par des sudations en étuves sèches balsamiques ou des procédés hydrothérapiques, soit enfin par l'électricité ou des mouvements musculaires en quelque sorte dosés et formulés (gymnastique suédoise); tous agents physiques qui contribuent si énergiquement à rétablir ou à équilibrer les forces de la vie.

Sentinelle avancée, préposée sans cesse à la garde et à la conservation de notre existence, la balnéothérapie possède donc une force immense, puisque non-seulement elle s'attaque aux lésions que notre œil distingue, mais encore à *ces imminences morbides* latentes et si difficiles à saisir à temps.

Enfin, par les inhalations vivifiantes et anti septiques, elle prend aussi corps à corps, pour les détruire sur place, ces ennemis invisibles de notre santé, d'autant plus dangereux, (qu'on les appelle d'ailleurs miasmes, effluves, bactéries ou virus), puisqu'ils échappent sans cesse à nos sens comme à nos instruments les plus subtiles et les plus délicats.

Ainsi comprise et appliquée méthodiquement sous le contrôle de médecins spécialistes, comme par des mains habiles et expérimentées, la balnéothérapie est non-seulement destinée à devenir un des plus puissants auxiliaires de l'art de guérir; mais elle constituera de plus, nous en avons le ferme espoir, le véritable terrain sur lequel sera scellée, dans un avenir prochain, l'*union indissoluble de l'hygiène et de la thérapeutique*!

Un des corollaires, qui semble ressortir tout d'abord de ces considérations générales, c'est qu'à part l'électricité, à laquelle la balnéothérapie fait quelques emprunts, les quatre agents physiques qu'elle met le plus souvent en jeu sont : 1° la chaleur; 2° l'eau simple ou minéralisée, froide ou chaude; 3° le mouvement musculaire; et 4° l'air, ou inhalations médicamenteuses.

Les trois premiers de ces agents qui comprennent les trois puissantes médications, thermo-thérapique ou sudorifique, hydriatique ou hydro-thérapique, et cinésithérapique ou somatique, répondent aussi parfaitement aux *trois temps du bain rationnel et intégral;* savoir : 1° l'*action* ou *sudation*; 2° l'*immersion*; et 4° la *réaction*.

De plus, comme il est facile de s'en convaincre, le quatrième agent balnéothérapique ou *inhalation pulmonaire*, vient se confondre à chaque instant avec les trois premiers, en fortifiant ceux-ci et les corroborant en quelque sorte de son précieux concours.

Ainsi l'action ou sudation, et la réaction, ces deux temps si importants de tout bain rationnel et intégral, ne réussissent jamais mieux que lorsque ces exercices se font dans un air pur, chargé d'oxygène naissant ou d'ozone, comme celui des bords de la mer, des montagnes ou des forêts de pins; ou comme dans l'atmosphère généralement vivifiante, embaumée et parfumée des stations balnéothérapiques les mieux situées et les plus vantées de l'Europe.

D'un autre côté la *sudation*, ce grand critérium des cures balnéaires les plus remarquables, n'est jamais plus facile ni plus abondante, ainsi que nous allons le démontrer tout à l'heure, que lorsqu'à l'action du calorique sur l'enveloppe cutanée vient s'adjoindre l'*inhalation* d'air chaud, ou mieux encore d'air sec et chaud chargé d'émanations sudorifiques par la voie pulmonaire cette voie si largement ouverte à l'absorption (Béclard).

De même, dans la plupart des traitements par les eaux minérales, voyons-nous les inhalations de vapeurs ou de gaz médicamenteux doubler l'action du bain et provoquer les cures les plus promptes et les plus durables.

DES INDICATIONS GÉNÉRALES

DE LA BALNOÉTHÉRAPIE

Bien que nous ayons l'intention de traiter *in extenso*, dans un prochain travail, des indications spéciales et des contre-indications de chacune des cinq grandes médications renfermées, suivant nous, dans la balnéothérapie contemporaine, nous croyons devoir résumer ici, en six chefs principaux, le vaste cadre des *indications générales*, remplies pàr les différents modificateurs balnéothérapiques que nous venons de passer en revue.

TABLEAU DES INDICATIONS BULNEOTHERAPIQUES

1° La balnéothérapie entretient et conserve, dans leur état normal, toutes les fonctions de la vie.	*Hygiène.*
2° Elle traite avec succès les imminences morbides et prévient les lésions organiques sur le point de se localiser dans l'organisme.	*Prophylaxie.*
3° Elle prévient la contagion des miasmes et effluves pestilentiels par l'absorption, sous forme de gaz ou de vapeurs (atmiatrie pulmonaire), des principes médicamenteux, antiseptiques, antiputrides, antifermentescibles, anti-parasitires, etc.	*Prophylaxie sanitaire.*

4° Elle est utilement employée dans quelques affections aiguës, sporadiques ou épidémiques, telles que la fièvre typhoïde, le choléra, le typhus, etc. *Thérapeutique des affection aiguës.*

5° Elle combat, pallie ou guérit radicalement une foule d'affections chroniques très-rebelles et même réputées quelquefois comme inguérissables. *Thérapeutique des affections chroniques.*

6° Enfin, elle assure et provoque rapidement certaines convalescences difficiles, et prévient les récidives ou rechutes si fréquentes dans les maladies chroniques. *Traitement des convalescences*

Qu'il nous soit permis, en terminant ce chapitre sur la balnéothérapie et ses indications générales, de faire remarquer ici, avec notre judicieux confrère M. A. Ferrand (1).

« Que c'est avec les forces de la nature morte que la balnéothérapie contemporaine cherche à agir sur celles de l'économie vivante, et que sans vouloir aucunement identifier les unes avec les autres, on doit se rendre compte que dans la pratique elles sont susceptibles de s'influencer réciproquement, de s'échanger même entre elles. — Qu'en un mot, et sans préjuger ici nullement la question relative à l'unité, ou à la diversité du principe qui engendre ces forces, sommes-nous amenés à conclure, avec Dally : « Qu'il existe « réellement une thérapie physique, de même qu'il « existe une thérapie biologique et fonctionnelle, et que « rien ne le prouve davantage que la balnéothérapie. »

(1) A. Ferrand. Traité de thérapeutique médicale. Paris, 1875.

DU BAIN RÉSINEUX OU BAIN FRANÇAIS

Au moment solennel où, de tous les points de notre monde thermal, on bat le rappel pour démontrer la supériorité incontestable des eaux *médicales françaises* sur celles de l'*Europe*, il nous a paru aussi opportun qu'utile de faire connaître ici, tant au point de vue de son origine, de sa composition chimique et de son action physiologique, qu'à celui de son administration rationnelle, de ses progrès, et de ses indications et contre-indications, une nouvelle branche de la balnéothérapie, *éminemment française*, et que nous croyons appelée, dans un avenir prochain, à un bien grand et bien légitime succès.

Nous avons nommé le bain résineux ou térébenthiné, combiné à l'hydrothérapie rationnelle et à la gymnastique médicale.

Nous le désignons aujourd'hui de préférence sous le nom de bain résineux, à cause de la résine demi-molle, ou galipot, qui recouvre le copeau de pin servant à sa fabrication ; résine demi-molle qui, à haute température, distille, dans ce bain d'air sec ses deux constituants aromatiques, l'essence de térébenthine et la colophane, ou résine proprement dite. Nous l'avons aussi baptisé du nom de *bain français*, en 1869; parce qu'ayant été appelé à cette époque à l'*Hôtel de Ville de Paris* pour fonder le *service balnéothérapique* et *thermo-résineux* du *département de la Seine*, nous avons eu besoin d'un *mot nouveau* pour persuader à l'administration qu'il ne s'agissait pas ici de bains turcs, égyptiens, arabes ou irlandais, mais d'une *variété de bain* toute spéciale éminemment française, puisque ce sont des médecins et des ingénieurs français qui l'ont trouvé en France, appliqué et perfectionné; et que ce sont encore des médecins français qui lui ont donné sa formule aussi rationnelle que scientifique.

Découverte du bain résineux dans le département de la Drôme en 1848. — Du copeau résineux et de sa récolte. — Composition chimique et action physiologique de la résine concrète ou galipot qui le recouvre.

Empirique à son origine comme sa congénère l'hydrothérapie, la médication thermo-résineuse fut découverte au milieu de ce siècle par le docteur Chevandier, de Die, chez les bûcherons qui fabriquent la poix, à l'aide de copeaux récoltés sur les pins qui recouvrent le mont Glandaz, dans le département de la Drôme.

C'était en 1848, c'est-à-dire à l'époque où la sudation provoquée par le fameux Maillot de Priessnitz avait atteint à *Graëffemberg*, dans la *Silésie Autrichienne*, et de là dans le monde entier, sa dernière période de vogue de succès et de gloire.

Mais si la sudation tant vantée de *Priessnitz* exigeait un séjour de plusieurs heures dans le maillot silésien, la nouvelle sudation obtenue, dans les fours à poix des bûcherons du Glandaz, s'obtenait pour ainsi dire *instantanément* et devenait sur-le-champ ruisselante, grâce, d'un côté, au calorique sec qui s'échappait de ces fours, et de l'autre à l'absorption par la peau, et surtout par le poumon, des émanations balsamiques et sudorifiques qui s'exhalaient de la distillation des copeaux résineux, à une température de plus de cent degrés centigrades.

En effet, les bûcherons, en descendant dans leurs

fours à poix, espèces de trous amphoriques, incandescents pour ainsi dire, afin d'en extraire les résidus de la distillation achevée de leurs copeaux résineux, et préparer une opération nouvelle, avaient remarqué que cette sudation forcée n'avait rien de compromettant pour leur santé et qu'elle jouissait, au contraire, de la propriété de dissiper les douleurs rhumatismales et les sciatiques qu'ils avaient contractées par l'habitation froide et humide des forêts.

Quel pouvait être l'élément qui donnait ici au calorique sec la puissance de provoquer une sudation aussi profuse et si éminemment curative ? cette question exige que nous donnions ici quelques développements au sujet de la récolte du copeau résineux, de sa composition chimique et de son action physiologique.

Les bûcherons qui fabriquent la poix sur les montagnes de la Drôme comme sur celles de la Loire et de la Haute-Loire, commencent, dès le mois d'avril, à pratiquer sur le tronc des *Pins à crochets* (*Pinus Mugho,* ou des *Pin sylvestres* (*Pinus Sylvestris*), à deux mètres à peu près du sol, de longues entailles tenant à l'arbre par leur extrémité supérieure, et sur la face antérieure desquelles vient se déposer, pendant cinq ou six mois, sous forme de stalactites, la résine concrète demi-molle ou *galipot,* produit naturel de l'exsudation de ces conifères. Ces longues entailles qui intéressent pendant les premières années d'exploitation l'écorce et l'aubier, puis l'aubier et le bois fait de l'arbre, ne tardent pas à épuiser cette précieuse essence forestière. — Vers le mois de septembre, ces copeaux chargés d'une bonne couche de galipot sont détachés de l'arbre, et réunis en fagots destinés à la fabrication de la poix, comme aussi à la préparation des bains résineux.

On comprend facilement combien cette manière de récolter les produits naturels des pins est défectueuse et même barbare, et combien elle est préjudiciable à la richesse de ces précieuses essences de nos forêts. Aussi combien serait-il préférable d'appliquer ici les procédés bien plus rationnels et infiniment plus avantageux du *gemmage* des pins, si en faveur dans les propriétés résinières de la Gascogne ou de la Corse.

D'un autre côté, la résine concrète qui recouvre les copeaux résineux se volatisant sans cesse à l'air libre, perd la plus grande partie de son essence de térébenthine ; aussi serait-il plus rationnel et à la fois plus avantageux de substituer au copeau de pin, qui est d'ailleurs une matière très-encombrante et très-variable en qualité, la ***résine concrète*** elle-même ou *galipot* qui le recouvre qu'on appelle, dans l'industrie résinière, le *galipot en sorte*. Ce dernier produit pouvant être renfermé dans des vases clos et conservé dans des caves fraîches, à l'abri de toute évaporation, permettrait d'avoir des résines concrètes, propres à donner des bains résineux toute l'année, ce que nous faisons pour notre part depuis l'année 1865.

Mais, nous demandera-t-on, quelle est donc la composition chimique et l'action physiologique de cette *résine* ou *galipot ?*

Nous répondrons, avec Dumas, que la résine molle ou galipot renferme deux constituants : l'un, l'*essence de térébenthine*, qui a pour équivalents chimiques : C^{20}, H^{16}, et le second, la *colophane*, dont la formule est représentée par C^{20},H^{16},O^{6}. Ces deux constituants ont, comme on le voit, les mêmes équivalents chimiques en carbone et en hydrogène; ils ne diffèrent seulement que par l'oxygène, que la colophane a de plus que l'essence. Aussi cette composition chimique a-t-elle donné à penser que les conifères secrètent seulement de l'huile essentielle ou essence de térébenthine, et que la colophane n'est que le produit de l'oxygénation de cette dernière ; opinion qui paraît du reste très-probable.

De ces deux constituants balsamiques, si largement absorbés par les baigneurs dans l'étuve résineuse, tant par la peau que par la voie pulmonaire, l'*essence de térébenthine,* très-volatile, s'adressant particulièrement au poumon et à l'appareil sudoral (glandes sudoripares, s'élimine en grande partie par les voies aériennes elles-mêmes et par la peau ; de plus une très-petite quantité se trouve absorbée dans le sang ; tandis que la *colophane*, qui est salifiable, jouant dans l'économie le rôle d'acide, se combine avec l'alcali du sang pour se retrouver bientôt à l'état de résinate de soude dans les sécrétions rénales et urinaires auxquelles elle communique une odeur de violette si caractéristique. (Gubler, *Com. de thér.*)

Cette détermination élective de chacun des constituants de la résine concrète vers un émonctoire spécial, explique très-bien la sudation profuse si éminemment curative distinguée, avec si juste raison, dans les fours à poix des bûcherons du Mont Glandaz, et rend parfaitement compte de la vogue si légitime qui s'attache aujourd'hui aux cures thermales par le bain résineux ou bain français.

Des principales espèces de conifères sur lesquelles se récoltent en France les copeaux résineux et les résines concrètes ou galipots en sorte.

A l'époque de la découverte et des premières applications du bain résineux, on a beaucoup parlé du *pin mugho* ou à crochets (*Pinus mugho*), que certains praticiens déclaraient même être la seule variété de conifères nécessaire à la préparation de ces bains. — Cette assertion n'est rien moins que justifiée par l'expérience ; car les copeaux de *pin sylvestre,* que nous fournissent les bûcherons des montagnes de la Loire et de la Haute-Loire, et dont le tronc est beaucoup plus riche en aubier que le pin mugho, sont infiniment plus chargés de résine concrète que les copeaux tant vantés de Die, dans la Drôme. Aussi avons-nous appelé les copeaux de la Drôme, les *copeaux maigres*, et ceux de la Loire, les *copeaux gras*. Ajoutons toutefois que les copeaux du pin mugho qui se récoltent aussi bien dans les Pyrénées que dans la Drôme, renferment quelques traces d'*acide succinique* que ne possèdent pas ceux du pin sylvestre. Aussi peut-on les mélanger utilement dans la préparation du bain résineux, lorsque l'on tient à donner à ce bain l'odeur aromatique si agréable de succin.

L'industrie barbare de la récolte du copeau résineux pouvant, d'un jour à l'autre, être remplacée par celle infiniment plus rationnnelle du gemmage de toutes les variétés de pin, nous nous sommes demandé : s'il n'y aurait pas dès maintenant un réel avantage à préparer le bain résineux en faisant distiller, au lieu du copeau tout entier, la seule résine concrète qui le recouvre et que l'on peut se procurer dans le commerce ?

Nous n'avons encore pu, à notre grand regret, compléter nos expériences sur cet intéressant sujet ; mais ce que nous sommes déjà en droit d'affirmer, c'est que la *résine concrète* ou *galipot en sorte*, sera bientôt préférée au *copeau résineux* , matière très-encombrante, très-variable et très-difficile à conserver à l'état frais.

Dans le cours de nos expériences, au sujet de la résine concrète ou demi-molle, on nous a souvent demandé pourquoi nous n'utilisions pas tous les produits du pin dans la préparation de nos bains?

Nous proscrivons tout d'abord la *gemme* qui est le produit le plus important de l'exsudation du pin, obtenue par le *gemmage*, parce qu'elle est beaucoup trop riche en essence de térébenthine, et que son administration dans le bain serait très-dangereuse; nous proscrivons en sens inverse un autre produit du pin appelé *Barras* dans la propriété résinière, parce que cette résine trop concrète et trop sèche, récoltée sur l'arbre en décembre, renferme trop peu d'essence.

La seule production résineuse naturelle, utile à la bonne préparation du bain résineux, demeure donc jusqu'ici soit le copeau maigre, du pin mugho, soit le copeau gras, du pin sylvestre, soit enfin la résine concrète ou galipot en sorte; qu'ils proviennent d'ailleurs du pin mugho, du pin sylvestre ou des deux variétés de pins, gemmés régulièrement en France, à savoir: le *pin des Landes* (*Pinus maritima*) en Gascogne, et le *pin laricio* (*Pinus laricio*), en Corse; ainsi que nous aurons occasion de le démontrer plus au long dans une très-prochaine publication.

Premières applications du bain résineux dans le département de la Drôme, 1850-1852.— Combinaison du bain résineux à l'hydrothérapie à Bouquéron (Isère), 1852. — Le bain résineux à l'Hôtel-de-Ville de Paris, 7 janvier 1867. — Vote d'un grand bain résineux modèle par le Conseil général de la Seine, 12 novembre 1868. — Création du service balnéothérapique et thermo-résineux du département de la Seine, 28 mai 1869. — Formule du bain résineux ou bain français.

La médication thermo-résineuse, empruntée aux peggiers du Mont Glandaz, et qui opérait de temps immémorial dans les montagnes de la Drôme des cures si étonnantes, dans les affections névralgiques rhumatismales et catarrhales chroniques, fut appliquée pour la première fois en 1850, par M. le Dr Chevandier, de Die, qui en avait compris et signalé la haute portée thérapeutique ; et, deux ans plus tard, en 1852, par M. le Dr Benoit au Martouret (Drôme) ; ajoutons que depuis cette époque, cette médication n'a cessé d'être *employée seule*, par ces honorables praticiens.

Mais à la fin de la même année (1852), M. le Dr Armand Rey, de Grenoble, se mit également à imiter les fours à poix des bûcherons du Glandaz, dans sa propriété de *Bouquéron-les-Bains;* et il ajouta de plus que ses confrères de la Drôme, à la sudation en étuve résineuse, la *médication hydrothérapique*, qui venait compléter si heureusement la première ; en permettant aux malades de prendre, pendant une cure, non plus douze ou quinze bains résineux, mais de suivre le traitement résineux pendant des mois entiers ; ce qui devenait un immense avantage, surtout dans le traitement des affections névralgiques goutteuses et rhumatismales invétérées.

Grâce au Dr Armand Rey, les bains résineux ou bains français étaient crées de toutes pièces, et ils venaient enrichir pour toujours le domaine déjà si vaste de l'*hydrologie française*.

Il ne s'agissait plus, en effet, pour rendre plus familière et plus entraînante, une médication héroïque dont la température élevée, 60° à 80° centigrades, était encore l'objet de certaines appréhensions de la part des malades et des médecins, que de trouver le moyen de provoquer la sueur ruisselante en étuve sèche, le corps étant tout entier renfermé dans l'étuve, *à la température moyenne du sang*, 37° *centigrades*, et sans jamais dépasser la température *maximum de 45° centigrades* ? On sait, en effet, qu'*au-dessous de 45° centigrades*, l'homme enfermé dans une étuve sèche, n'a jamais à redouter ni les malaises, ni les symptômes de congestions du cerveau, du poumon et du cœur. C'est ce problème que nous nous occupions spécialement de résoudre, à l'Institut hydrothérapique et thermo-résineux de Lyon, que nous dirigions alors, lorsque nous fûmes appelé de Lyon à Paris par *M. le baron Haussmann*; afin d'édifier l'*administration* et le *Conseil général du département de la Seine,* sur le parti qu'il y aurait à tirer des bains résineux combinés à l'hydrothérapie, tant en faveur des *classes laborieuses et nécessiteuses de la ville de Paris* qu'au profit des futurs malades des *Asiles d'aliénés*, alors en construction, de *Sainte-Anne, Ville-Evrard* et *Vaucluse* ?

La première conférence que nous eûmes l'honneur de faire à l'Hôtel-de-Ville de Paris sur les *bains résineux,* le 7 janvier 1867, eut pour conséquence l'adoption, en principe, de ces bains, dans les asiles de Ville-Evrard, Vaucluse et Sainte-Anne. De plus, Monsieur le préfet de la Seine, en attendant le moment de proposer, au Conseil général du département, l'adoption d'un *premier grand bain résineux modèle*, en faveur de l'*Assistance publique*, nous demanda d'expérimenter en petit, sous ses propres yeux, la nouvelle méthode, à l'aide d'une *étuve résineuse mobile,* les *étuves fixes* n'ayant pas franchi jusque-là les départements de la *Drôme,* de l'*Isère* et du *Rhône*.

C'est pour répondre à ce désir, et résoudre du même coup le problème *de la sudation ruisselante à la température moyenne du sang* 37° *centigrades*, et celui de l'*étuve résineuse mobile*, pouvant être utilisée partout, que nous eûmes le bonheur de nous adjoindre un éminent ingénieur des Arts et Manufactures, M. E. d'Hamelincourt, qui venait d'obtenir, à la suite d'un brillant concours, l'entreprise du chauffage et de la ventilation du *grand Opéra.*

Cet habile constructeur, auquel était familières ces questions si difficiles de *chauffage et de ventilation*, et qui devait, à quelques jours de là, recevoir, à l'exposition universelle, la *première grande médaille d'or de sa classe*, se mit bien vite à l'œuvre ; et dès le 10 février 1867, nos étuves résineuses, fixes et mobiles, construites par lui, d'après les *idées que nous lui avions soumises*, provoquaient la sueur ruisselante, à la température moyenne de 37° *centigrades,* sans qu'on eût besoin de dépasser jamais la chaleur maximum de 45° *centigrades*. Ce qui qui n'avait jamais été obtenu jusque-là dans la science.

En présence de ces résultats, constatés par un jury compétent, le Conseil général de la Seine, dans la séance du 12 novembre 1868, votait la construction, à titre d'essai, d'*un grand bain résineux modèle* sur un terrain de la ville, situé dans le grand jardin de l'asile Sainte-Anne, à la Glacière, *en faveur des classes laborieuses et nécessiteuses.*

Ce bain, dont les travaux de constructions et les aménagements intérieurs furent mis en adjudication par l'administration, fut adjugé à Paris le 20 mai 1869 ; huit jours après, un arrêté préfectoral créait le *service balnéothérapique et thermo-résineux de la Seine*, et nous en confiait l'organisation et l'inspection (*Arrêté du* 28 *mai* 1869).

De ce jour, le *bain résineux* ou *bain français*, né à Bouquéron-les-Bains (Isère), en 1852, faisait élection de domicile à l'*Hôtel-de-Ville de Paris* et à la *villa de Lonchamps*, propriété de la ville, ainsi que dans les trois asiles de *Sainte-Anne*, *Ville-Evrard* et *Vaucluse*. Aussi étions-nous appelé le jour même à en tracer la *formule suivante*, pour les besoins du *service balnéothérapique et thermo-résineux* qui venait de nous être confié.

TABLEAU SYNOPTIQUE DU BAIN RESINEUX

OU BAIN FRANÇAIS.

1° Le 1er temps ou sudation, *comprend* :

La sudation de vingt à trente minutes de durée moyenne en étuve sèche, chauffée graduellement de 35° à 45° centigrades suivant les indications, et de plus bien ventilée et saturée d'émanations résineuses sudorifiques.

2° Le 2e temps ou immersion, *comprend :*

Les lotions mitigées ou les douches hydro-mélangées de deux à trois minutes de durée;

Douches froides ou immersions complètes, dans de vastes piscines d'eau froide, à 8° centigrades, de trente secondes à une minute de durée moyenne.

3° Le 3e temps ou réaction, *s'obtient* :

Tantôt par un séjour de trente minutes dans un maillot sec;

Tantôt par le séjour dans une salle spéciale de réaction chauffée de 20° à 25°, pour les malades trop faibles ou ne pouvant marcher facilement ;

Tantôt par un exercice en plein air ou dans une salle de gymnastique, de trente minutes de durée moyenne, dont vingt minutes au pas accéléré et les dix dernières minutes au pas ralenti.

(*Classification du Dr Maximilien L'Allour.*)

1° *Du permier temps du bain, ou de la sudation en étuve résineuse.* — Le fait qui frappe le plus, dans l'administration du bain français, est l'obtention d'une sueur facile, profuse, et même ruisselante, à la température moyenne du sang; soit 37° *contigrades*, et de voir se prolonger le bain sans qu'on ait jamais besoin de dépasser la température maximum de 45° *centigrades*, température au-dessous de laquelle on n'a jamais à redouter les malaises, ni les symptômes généraux de congestion du cerveau, du poumon ou du cœur.

Ce résultat étant encore tout nouveau dans la science, qu'il nous soit permis d'insister ici, quelques moments, sur la question de la sudation en général, et de la *sudation* en *étuve résineuse* en particulier.

Dès la plus haute antiquité la sudation naturelle ou artificielle a été considérée comme le meilleur moyen, non-seulement de rétablir les fonctions si importantes de la peau, allanguies, ou venant à être brusquement supprimées; mais encore on la considère, à bon droit, comme l'agent hygiénique ou préventif, palliatif ou curatif le plus puissant, dans le traitement des affections aiguës et chroniques si nombreuses, causées par les transitions brusques de température sous toutes les latitudes du globe

L'efficacité de la sudation est donc un fait de notoriété universelle; aussi bien confirmé par l'expérimentation physiologique que par l'observation clinique. Tout le monde connaît, en effet, les services que sont appelés à rendre chaque jour les bains turcs, les bains par encaissement, ainsi que tous les balnéothermes, ou appariels variés destinés à provoquer la sudation : il n'en est pas moins vrai que tous ces moyens de provoquer des sueurs abondantes, présentent tantôt des inconvénients, tantôt des difficultés d'application tels, que leur usage en devient forcément très-restreint, du moins dans notre pays.

Il fallait, en effet, arriver à découvrir le moyen pratique et facile de provoquer une *sudation presque instantanée*, c'est-à-dire facile, agréable et de plus très-abondante par l'absorption du colorique sec, chargé lui-même de principes balsamiques éminemment sudorifiques, absorption qui devait se faire non-seulement par la peau, dont le pouvoir absorbant est si limité ; mais encore et surtout par le poumon, cette voie naturelle, toujours béante, et si largement ouverte à l'absorption des vapeurs et des gaz médicamenteux.

Il était de plus indispensable que le malade fût plongé, tout entier, dans l'étuve résineuse, et non la tête placée en dehors de l'étuve, (comme dans les bains par encaissement) ; il était aussi nécessaire que cet air sec et chaud pût être saturé, à volonté, démanations balsamiques sudorifiques ; enfin, il fallait établir dans ces appareils ou étuves des conditions spéciales de chauffage et de ventilation permettant de graduer à volonté la température à un degré centigrade près.

C'est ce problème que nous sommes arrivé à résoudre, en 1867, à l'aide du précieux concours de l'habile ingénieur des Arts et Manufactures, M. E. d'Hamelincourt; tant pour notre étuve résineuse mobile, que pour les étuves fixes, construites dans les Asiles de la Seine, par cet ingénieur distingué. — La sudation provoquée dans ces étuves devenant ruisselante à 37° *centigrades*, et sans qu'on ait besoin de dépasser le chiffre de 45° centigrades, *le criterium des cures balnéothérapiques*, les plus renommées de l'Europe, était *trouvé* et *formulé*, enfin, de la manière la plus rationnelle et la plus scientifique, grâce aux modifications apportées aux fours à poix, si empiriques, des bûcherons du Mont Glandaz.

2° *Du second temps du bain résineux ou immersion.* — Le second temps du bain résineux se compose, le plus généralement, et surtout au début du traitement, de lotions tièdes, ou de douches à l'hydromélangeur (eau chaude et eau froide combinées), douches dont la température passe insensiblement et progressivement de 32° centigrades, à celle de 10° et même 8° centigrades, dans l'espace de trois à quatre minutes. Ces lotions ou douches dites hydrothermales, dont la durée est de 2 à 4 minutes seulement, suivant les indications, permettent au bout de quelques jours aux constitutions, même les plus affaiblies et les plus émaciées, de se soumettre impunément aux immersions froides. Ainsi, après quelques séances de douches tièdes ou hydromélangées les baigneurs en sortant ruisselants de sueur du bain résineux (étuve résineuse), vont se plonger résolument, sous la douche, ou mieux dans une vaste piscine, dont l'eau n'a pas plus de 8° centigrades. Cette immersion, il est vrai, ne dure que 30 *secondes* à *une minute au plus*.

Contrairement au préjugé si universellement reçu : Qu'il y a danger à se plonger dans l'eau froide, le corps étant en sueur, les personnes qui pratiquent le bain résineux ne se lassent pas de vanter le bien-être que l'on éprouve, dans l'économie tout entière, après ces sudations en étuves résineuses combinées aux immersions froides. Ajoutons que la raison en est bien simple à trouver. C'est qu'en effet, la plupart des personnes sont toujours portées à confondre l'impression d'un *froid subit*, de 30 *secondes* à une minute de durée, comme c'est ici le cas, avec l'impression toute différente que donne *un froid prolongé* à l'économie ! et cependant tout le monde a joué avec de la neige, sans se trouver le moindrement incommodé de l'immersion instantanée des mains, par exemple, dans une température de glace. L'immersion, au sortir de l'étuve résineuse, produit le même effet de réchauffement et de bien-être de l'organisme tout entier ; car le bain est suivi du troisième temps dont nous allons parler.

3° *Du troisième temps du bain ou de la réaction.* — Au sortir des lotions ou des immersions froides, les baigneurs sont promptement asséchés et frictionnés, des pieds à la tête. Ceux qui sont trop faibles, et ceux qui n'ont pas l'usage facile de leurs membres inférieurs, sont enveloppés et couchés, dans des maillots secs, composés de draps à éponger (*draps algériens*), de couvertures de laine, et même d'édredons, dans lesquels se fait ce que l'on appelle une bonne réaction au bout de trente minutes de durée moyenne.

Quant aux baigneurs qui peuvent marcher facilement ils s'habillent promptement, aussitôt asséchés et frictionnés, et partent ensuite en promenade, ou en exercices, de *réaction*, de 30 *minutes* de *durée moyenne*, dont 20 minutes au pas accéléré et 10 minutes au pas ralenti ; après quoi le bain étant terminé, on peut se reposer, ou prendre ses repas. — Les baigneurs qui préfèrent les jeux, ou les exercices gymnastiques variés passent également 30 minutes dans les salles de gymnastique pour faire leur réaction.

Comme on le voit par cette description, le *bain résineux*, ou *bain français* résume en lui-même, à part l'électricité dynamique et les eaux minérales, toutes les grandes médications, et presque tous les agents principaux de la balnéothérapie contemporaine. En effet, au premier temps il fait surtout appel à la *thermo-thérapie*, et à l'*atmiatrie pulmonaire* (inhalations résineuses thermales); au second temps il comprend tous les *procédés hydrothérapiques*, (lotions, douches, piscines); et enfin, au troisième temps, se trouvent utilement employées toutes les variétés d'exercices musculaires et réactionnels, de la *gymno-thérapie* ou *cinésithérapie*.

La longue expérience des bains résineux ou bains français, nous prouve aussi que, loin de présenter dans leur application le moindre malaise, et *a fortiori* le moindre inconvénient, ils renferment les plus heureuses et les plus nombreuses indications médicales, ainsi que nous allons le voir tout à l'heure. Mais ce que nous pouvons affirmer d'ores et déjà, c'est que l'effet physiologique si agréable obtenu après l'étuve par l'immersion froide et qui délivre instantanément le baigneur de cette chaleur incommode et de ces sueurs abondantes, exerce sur l'économie une action générale tonique des plus efficaces. C'est également l'immersion froide qui permet à la peau une semblable suractivité des fonctions respiratoires et sécrétoires, et donne aux baigneurs la possibilité de supporter pendant des semaines et des mois entiers des traitements aussi énergiques, sans débiliter le système musculaire et amoindrir les forces de l'économie vivante.

DES INDICATIONS

ET

CONTRE-INDICATIONS GÉNÉRALES

DU

BAIN RÉSINEUX OU BAIN FRANÇAIS

Tout le monde connaît la facilité désespérante qu'éprouvent un grand nombre de personnes à prendre des refroidissements, dans le moindre courant d'air, pour le plus léger abaissement de température ; ainsi que la prédisposition si ordinaire qu'ont certains sujets à être baignés de sueur, pour le moindre effort musculaire. Ces deux variétés de prédispositions si fréquentes sous nos latitudes (qu'on les attribue d'ailleurs à l'allanguissement ou à la perversion des fonctions cutanées, à ce que l'on a appelé une névrose particulière des nerfs vaso-moteurs, ou bien à certains troubles des voies digestives), ces espèces de malaises dis-je, n'en constituent pas moins les causes prédisposantes ou occasionnelles d'une foule de maladies aiguës et chroniques.

Telles sont, en effet, les origines des coryzas, angines, bronchites, pneumonies, pleurésies, etc., ou bien des rhumatismes de toute espèce, des névralgies rebelles, des sciatiques, ainsi que des affections goutteuses, graveleuses et catarrhales de toute variété, et d'une ténacité à nulle autre pareille.

Or, le traitement hygiénique et préventif, palliatif ou curatif de ces malaises, comme de ces affections aiguës et surtout chroniques, se trouve particulièrement indiqué dans l'emploi du *bain résineux* combiné à l'*hydrothérapie* et au *mouvement musculaire*.

Ajoutons également que les principes résineux (essence de térébenthine et colophane) étant absorbés dans le bain par les voies cutanées et surtout pulmonaires, et déterminant tantôt l'abondance de la sueur ou de la diurèse, tantôt la diminution des flux muqueux, purulents ou hémorrhagiques, tantôt, enfin, l'excitation et la contraction des vaisseaux capillaires, le bain résineux, disons-nous, se trouve tout naturellement indiqué pour combattre ces flux muqueux, muco-purulents ou hémorrhagiques, ainsi que les catarrhes bronchiques vésicaux, intestinaux, utérins, etc., tels que le coryza ulcéreux (ozène), le coryza phlegmatique (rhinorrhée), la leucorrhée (flueurs blanches), les blennorrhées et les blennorrhagies chroniques.

Quant au chapitre des contre-indications du bain résineux, l'exposition que nous aurions à en faire exigerait, pour être complète, un recueil d'observations détaillées, qui feront partie d'un autre travail, que nous nous proposons de publier bientôt, avec de nombreux exemples, sur les indications spéciales et contre-indications de chacune des cinq grandes médications comprises dans notre tableau synoptique de la balnéothérapie contemporaine.

Qu'il nous suffise de dire, dès à présent, que l'âge trop jeune on trop avancé, l'extrême affaiblissement de certains sujets, leur émaciation due à de longues maladies à certaines idiosyncrasies, telles que certaines maladies du cœur, une sensibilité extrême de la peau, un état absolument réfractaire à la sudation, enfin la période d'acuité de certaines affections chroniques, contre-indiquent formellement l'usage du bain résineux ou bain français.

Voici d'ailleurs la liste des maladies susceptibles d'être amendées ou guéries radicalement par le bain résineux.

TABLEAU DES AFFECTIONS GUÉRIES PAR LE BAIN RÉSINEUX OU BAIN FRANÇAIS

1° La sciatique et les névralgies les plus rebelles.

2° Les paralysies généralisées, de nature rhumatismale.

3° Les flux muqueux, purulents ou hémorrhagiques de l'arbre aérien, des voies intestinales et uro-génitales ; tels que : catarrhes bronchiques, de la vessie (cystite), de la prostate, de l'urèthre (blennorrhagie), catarrhe utérin et vaginal (flueurs blanches) ; coryza ulcéreux, (ozène) ; coryza phlegmatique (rhinorrhée) ; certains cas d'hémoptysie, etc.

4° Les rhumatismes aigus et surtout chroniques; articulaire, musculaire (lumbago) ; viscéral (migraines, gastralgies, entéralgies) ; certains états de la goutte chronique, franche ou larvée et anomale; ainsi que le rhumatisme noueux progressif; et les différentes espèces de gravelle urique et phosphatique.

5° Certains engorgements lymphatiques, scrofuleux ou syphilitiques (adénites), tubercules testiculaires; accidents secondaires et tertiaires de la syphilis, etc.

6° L'obésité, l'œdème douloureux et non douloureux des membres inférieurs.

7° Le tænia ou ver solitaire.

8° Certaines affections miasmatiques infectieuses et parasitaires.

Tel est, avec ses indications et ses contre-indications, le bain résineux combiné à l'hydrothérapie, tel qu'il fut inauguré en 1852, à Bouquéron-les-Bains, près Grenoble, par notre excellent ami M. le Dr Armand Rey.

Tel est aussi le bain résineux ou bain français, que nous avons modifié et que nous sommes venu, de Lyon, organiser de toutes pièces, *tant à l'Hôtel-de-Ville de Paris*, que dans les *Asiles de la Seine*, *de Sainte-Anne, ville Évrard et Vaucluse*, de 1867 à 1871.

Tel est enfin le *bain hygiénique*, *palliatif et curatif* que nous espérions bientôt pouvoir diriger, sur une vaste échelle ; alors qu'il allait être mis à la portée des classes laborieuses et nécessiteuses de la ville de Paris, lorsque éclata soudain la guerre néfaste de 1870 !

Le siége de Paris survint au moment même où s'achevait, sur les terrains de la ville, à la Glacière, le grand bain résineux modèle, voté par le Conseil général, le 12 novembre 1868, et qui devait servir de prototype à ceux, à construire ultérieurement, dans chacun des 20 arrondissements de Paris, suivant la généreuse pensée du grand homme qui présidait alors à la *transfiguration de la capitale!* Les travaux de cet édifice furent suspendus de fait le 20 septembre 1870 ; et après la guerre, la nouvelle administration préfectorale, préoccupée d'économies à réaliser, dans le budget de la ville, crut devoir remettre, à des *temps plus prospères*, l'établissement des *bains résineux*, en faveur de l'*hygiène publique* et de l'*assistance municipale*.

Quoi qu'il en soit, de ce douloureux mécompte, le *bain français* avait fait, depuis quatre ans, élection de domicile, tant à l'Hôtel-de-Ville, que dans les Asiles du département de la Seine ; et comme toute idée pratique et vraie arrive tôt ou tard à faire sa route dans notre pays, sommes-nous en droit d'espérer que cette idée féconde, de M. le baron Haussmann, de *l'institution des bains résineux ou bains français,* en faveur du plus grand nombre, sera bientôt reprise par *l'Administration municipale,* au plus grand profit de *l'hygiène et de la santé publiques,* dans la CITÉ REINE DU MONDE !

CONCLUSIONS

Nous venons de définir ce que l'on doit entendre par bain rationnel et intégral, et par l'art du bain en général ou balnéothérapie ; nous nous sommes attaché à faire connaître de notre mieux le bain résineux ou bain français, qui résume si heureusement la plus grande partie des indications hygiéniques ou préventives, palliatives et curatives des médications puissantes renfermées dans la balnéothérapie.

Nous avons ensuite signalé quels perfectionnements nous avions apportés à la confection et à l'administration de ce bain, dans *notre service balnéothérapique et thermo-résineux du département de la Seine* ; et comment nous étions arrivés à provoquer la sueur ruisselante, dans nos étuves résineuses fixes ou mobiles, à *la température moyenne du sang, soit* 37° *centigrades*, résultat qui jusque-là n'avait jamais été obtenu dans la science.

Il nous resterait à indiquer de quelle immense valeur serait l'adoption, sur la plus vaste échelle, du *bain résineux ou bain français*, tant au point de vue de *l'hygiène, de la prophylaxie et de la thérapeutique* en général, qu'à celui de *l'assistance et de la charité publiques*, en particulier.

C'est ce que nous nous proposons de faire, dans une prochaine étude, en préparation, intitulée : « *De l'institution des néothermes de l'intérieur et du littoral de la France, de l'Algérie et des Colonies*, en faveur *des ouvriers, des militaires et des marins.* »

Mais qu'il nous soit permis, en terminant ce travail, d'appeler, ici, d'une manière toute particulière, la haute sollicitude du *chef de l'État et de son gouvernement*, sur l'utilité si actuelle qu'il y aurait à vulgariser, dès aujourd'hui, l'usage du *bain résineux ou bain français*, non-seulement en faveur de nos *classes laborieuses et nécessiteuses* des *villes* et des *campagnes*; mais encore et surtout dans toutes les *casernes* de la *guerre* et de la *marine*, ainsi que dans les ambulances de nos *camps temporaires ou permanents*. En effet, ces mesures de *prophylaxie sanitaire*, en prévenant le *miasme* des chambrées, et de *l'encombrement* des troupes, détruiraient sur place les causes occasionnelles de la *fièvre typhoïde et du typhus des camps:* ainsi que *des fièvres pernicieuses*, qui moissonnent chaque année tant de jeunes soldats!...

En dotant les classes *laborieuses*, ainsi que *l'armée et la marine*, de cette précieuse *institution balnéothérapique*, notre *gouvernement* ne ferait pas seulement acte de bienveillante sollitude, mais encore, et surtout, de *patriotisme éclairé*; car ne l'oublions pas, les classes laborieuses, les militaires et les marins, sont, en dernière analyse, *la base de la pyramide sociale, le fonds même de la nation*, comme ils en ont constitué et en constitueront toujours la *fortune*, *l'indépendance* et l'*honneur*.

Paris, 8 *décembre* 1875.

MAXIMILIEN L'ALLOUR,
Docteur en médecine et en chirurgie de la Faculté de Paris,
Ex-chirurgien major de la marine nationale,
Fondateur du service balnéo-thérapique et thermo-résineux du département de la Seine.
127, rue du Bac.

Paris. — A. PARENT, imp. de la Faculté de médecine, rue Monsieur-le-Prince, 31.

www.ingramcontent.com/pod-product-compliance
Ingram Content Group UK Ltd.
Pitfield, Milton Keynes, MK11 3LW, UK
UKHW020405220726
13923UKWH00004B/1756

9 782019 280536